Pointe.

Observations

SUR LES MALADIES

AUXQUELLES SONT SUJETS LES OUVRIERS

EMPLOYÉS

A LA MANUFACTURE ROYALE DE TABACS,

A LYON.

PRÉFACE.

En novembre 1826, M. de Sussy, administrateur des droits réunis, recherchant l'influence de diverses professions sur la santé des hommes, s'adressa aux régisseurs des manufactures de tabacs pour en obtenir des renseignemens à ce sujet. Je répondis à une partie de ses questions, conformément aux observations que j'avais faites sur les ouvriers de Lyon.

J'envoyai copie de ce travail à plusieurs sociétés savantes, entre autres à l'Académie de médecine, qui en ordonna le dépôt aux Archives.

Dans les discussions élevées à ce sujet, quelques membres avaient combattu mes idées, regardant la fabrication du tabac comme peu fâcheuse, et attribuant à toute autre cause les maladies que j'avais observées.

Ces critiques m'imposaient la nécessité de soumettre mes observations à un nouvel et scrupuleux examen : je l'ai fait; et comme loin de rencontrer aucune différence, je n'ai trouvé que des faits qui confirmaient mes premières idées, j'ai cru devoir publier mon travail, en y ajoutant quelques développemens, pour répondre aux objections.

Lyon, le 15 octobre 1828.

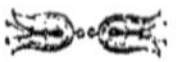

OBSERVATIONS
SUR
LES MALADIES
AUXQUELLES SONT SUJETS LES OUVRIERS
EMPLOYÉS
DANS LA MANUFACTURE ROYALE DE TABACS,
A LYON.

Les diverses préparations que l'on fait subir aux feuilles de nicotiane dans les manufactures de tabacs, sont loin d'avoir pour la santé des hommes qui y sont employés des résultats aussi dangereux que beaucoup d'autres fabrications, et particulièrement que celles de certains produits chimiques. La fabrication du tabac en France est même moins susceptible d'altérer la santé des ouvriers que dans quelques pays étrangers, tels que l'Angleterre et l'Espagne; dans les manufactures de France, le tabac est travaillé à l'état humide, c'est-à-dire après qu'il a été humecté, tandis que dans les pays que nous venons de citer, on dessèche les feuilles de nicotiane avant de les réduire en poudre; l'on conçoit que ce dernier procédé doit s'accompagner d'un dégagement de poussière beaucoup plus considérable, et que l'on doit respirer dans ces ateliers un air chargé d'une bien plus grande quantité d'un tabac très-fin et très-irritant; néanmoins la fabrication du tabac chez nous, compromet encore assez souvent la santé et quelquefois même la vie des ouvriers, pour qu'il soit utile de faire un sujet d'étude spécial des maladies qu'elle occasionne; c'est la recherche de ces maladies, ainsi que des moyens les plus propres à en empêcher le développement, qui fait le sujet de ce mémoire.

En France, le gouvernement, qui possède le monopole du tabac, dirige de Paris, par son directeur général des droits réunis, les diverses manufactures du royaume; cette administration centrale a voulu, dans l'intérêt des consommateurs comme pour faciliter ses travaux, qu'un mode uniforme de fabrication, celui qui doit donner les meilleurs tabacs préparés, fut adopté dans tous les établissemens, et c'est sur ce pied qu'ils sont tous formés; il n'y a cependant pas identité parfaite entre eux, il existe quelques différences, mais qui n'ont de résultat sensible que dans les produits; ces différences proviennent des idées particulières des chefs de ces établissemens sur la fabrication, et surtout du besoin qu'ils ont de s'accommoder au goût des consommateurs des départemens qu'ils doivent approvisionner; parmi ces différences il en est qui peuvent avoir quelqu'influence sur la santé des ouvriers, ce sont celles que je mentionnerai parce qu'elles pourront servir à donner la raison du plus grand nombre de malades qu'offrent les fabriques de certaines villes.

Je vais donner le résultat des observations que j'ai été dans le cas de recueillir sur les maladies des ouvriers de la manufacture de tabacs de Lyon, depuis sept ans que je suis médecin de cet établissement.

Ce travail est extrait d'un registre que j'y ai établi à l'instar de ceux que l'on trouve dans les hôpitaux de Paris, et sur lesquels les internes inscrivent jour par jour les malades qu'ils reçoivent dans leurs salles, la nature de leurs maladies, les méthodes curatives employées par les médecins et chirurgiens en chef, ainsi que les observations les plus remarquables qu'ils peuvent avoir offert pendant la durée de leur traitement. Mais avant de faire connaître cet ouvrage, il est peut-être utile de présenter d'une manière succincte quelques considérations topographiques sur cet établissement.

La manufacture de Lyon est située au midi de la ville, à deux mille mètres du Rhône et de la

Saône et sur la rive droite du premier. Le quartier Perrache, qu'elle occupe, anciennement recouvert par les eaux, se compose par conséquent de terreins rapportés depuis peu d'années, et sa surface qui dans une grande partie de son étendue n'est point encor assez élevée, est souvent submergée par les eaux de ces deux fleuves.

Les bâtimens qu'elle occupe aujourd'hui, furent construits en 1786, et destinés d'abord à une indiennerie; la manufacture de tabacs y fut établie en 1811, et l'on y ajouta de nouvelles constructions en 1824; ils représentent aujourd'hui deux parallélogrammes réunis avec deux vastes cours, et occupent en superficie une étendue de quatrevingt-cinq mille pieds carrés.

Quatre à cinq cents ouvriers sont employés aux diverses manipulations du tabac; ils ont leurs domiciles hors de l'établissement, la majeure partie habite le quartier Perrache, quelques autres sont disséminés dans les faubourgs et par conséquent très-éloignés de la manufacture, un plus petit nombre encor, habite l'intérieur de la ville.

Ils se rendent tous dans leurs ateliers respectifs le matin à cinq heures, en été, et à sept heures en hiver, et en sortent dans toutes les saisons, à cinq ou six heures du soir.

Ils sont répartis ainsi qu'il suit dans les différens ateliers.

TABLEAU

DES OUVRIERS EMPLOYÉS A LA MANUFACTURE ROYALE DE TABAC DE LYON.

En 1827.

ATELIERS.	NOMBRE approximatif DES OUVRIERS.		AGE.
	Hommes.	Femmes.	
Epoular-dage.	20	»	10 enfans, 20 adultes, 1 de 50 ans.

Les ouvriers de cet atelier ne lui sont pas spécialement affectés. Ils sont pris dans quelques-uns de ceux que nous allons parcourir.

Les feuilles de tabac arrivent dans les manufactures ordinairement en tonneaux de 500 kilogrammes environ, et quelquefois en balles; elles y sont très-serrées et réunies en paquets appelés *Manoques:* les ouvriers de cet atelier prennent chaque manoque l'une après l'autre, et en séparent les feuilles qui sont au nombre de huit plus ou moins, suivant le lieu d'où elles proviennent.

L'odeur qui se sépare pendant ce travail n'est pas très-forte, quoique ces feuilles aient été renfermées et pressées pendant long-temps; ce qui tient à ce qu'elles n'ont pas subi les diverses préparations qui leur donnent ce qu'on appelle, en terme de fabrique, du *montant.*

ATELIERS.	NOMBRE approximatif DES OUVRIERS.		AGE.	
	Hommes.	Femmes.		
Mouillade.	23	»	Des jeunes gens ou des adultes ; 1 de 50 ans.	Cet atelier qui est très-frais, et d'une humidité extrême, se trouve ainsi que le précédent, au rez-de-chaussée; les hommes qu'on y emploie sont en général d'une constitution assez forte; un tiers au moins est attaché à la manufacture depuis 1811; ils sont occupés à mouiller les tabacs avec l'eau pure ou salée de 11 à 22°. Ces mêmes ouvriers passent quelquefois à l'écotage; c'est aussi parmi eux que l'on prend les hommes de peine qui font les emballages, les chargemens, etc.
Ecotage.	27	55	Une grande partie des ouvriers de cet atelier se compose d'enfans de 8 à 12 ans, et de femmes très-âgées.	Les ouvriers de cet atelier sont occupés à enlever les côtes des feuilles de nicotiane; ils sont toujours assis; leur travail est facile et peu fatigant : les feuilles qui passent entre leurs mains sont quelquefois humides, mais le plus souvent sèches; dans ce dernier cas même, le dégagement des particules de tabac est peu considérable.

ATELIERS.	NOMBRE approximatif DES OUVRIERS.		AGE.
	Hommes.	Femmes.	
Hachage pour le tabac en poudre.	14	»	»
Masses en fermentation.	18	»	»

Ces ouvriers sont tous des hommes vigoureux et dans la force de l'âge; le hachage exige de très-pénibles efforts de contraction musculaire, particulièrement des membres supérieur et inférieur droits. C'est dans cet atelier que la journée est le plus lucrative; elle est, terme moyen, de trois francs; quelques ouvriers y gagnent jusqu'à cinq francs.

Cet atelier se trouve dans les bâtimens neufs; il est vaste et voûté. Quatre à cinq cents mille kilogrammes de tabac y sont constamment en fermentation. Les mêmes masses y restent pendant six mois; les ouvriers du hachage travaillent aussi à établir et à détruire ces masses après qu'elles ont fermenté. C'est un des ateliers où l'odeur du tabac est la plus forte et la température la plus élevée; la chaleur des masses s'élève quelquefois jusqu'a 60° au-dessus de zéro; elle est, terme moyen, de 40 à 42 degrés.

ATELIERS.	NOMBRE approximatif DES OUVRIERS.		AGE.
	Hommes.	Femmes.	
Rapage.	164	»	8 de 70 à 75 ; 25 de 60 à 70 ; 36 de 50 à 60 ans. Le reste de 20 à 50.

Cet atelier est situé au second étage; les rapeurs travaillent debout, les bras tendus et le corps dans un mouvement continuel de flexion et d'extension. Un grand nombre de ces ouvriers et des plus âgés, sont employés à la manufacture depuis qu'elle est établie. C'est un des ateliers où leur santé a le plus à souffrir de la poussière abondante qui s'élève sans cesse pendant le rapage, ainsi que de la chaleur et des émanations des corps d'un aussi grand nombre d'individus rassemblés dans un même local, et très-rapprochés les uns des autres. Néanmoins, si l'on en croit les chefs de fabrication, l'on ne conserve le souvenir que d'un très-petit nombre d'individus qui n'ait pas pu s'y habituer *.

Quelques-uns s'endorment parfois pendant l'été, dans cet atelier, et n'é-

* Il y a plus d'ouvriers qu'on ne pense, surtout dans les ateliers nombreux, qui ne peuvent s'habituer à ce genre de travail; quelques-uns d'entr'eux sont encore peu connus dans la manufacture, lorsqu'ils s'aperçoivent qu'ils ne peuvent le supporter; ils se retirent et sont aussitôt oubliés. Le hasard m'en a fait rencontrer ensuite qui avaient été dans ce cas, et l'on ne se doutait pas, dans l'établissement, que des raisons de santé eussent été la cause de leur retraite.

ATELIERS.	NOMBRE approximatif DES OUVRIERS.		AGE.
	Hommes.	Femmes	
Rapage.	164	»	8 de 70 à 75 ; 25 de 60 à 70 ; 36 de 50 à 60 ans. Le reste de 20 à 50.
Atelier des cases du rapé.	62	»	»

prouvent aucun malaise à leur réveil; d'autres, malgré la défense, sortent pendant qu'ils ont très-chaud, vont boire de l'eau froide aux fontaines voisines, et même se font des ablutions sur le corps en sueur avec l'eau de ces fontaines; ils ne tardent pas à se repentir de cette imprudence *.

Les ouvriers de cet atelier ne sont pas toujours employés; le tabac dit de *Paris*, doit s'élever dans ces cases à une température de 32 à 36 °. La température de celui de Lyon ne doit point y éprouver de changement. Les ouvriers de cet atelier sont chargés d'extraire le tabac des cases quand il y a assez séjourné; ce tabac est tantôt sec et très-volatil, et tantôt humide et fort en *montant.*

* Maintenant les rapeurs ainsi que les ouvriers de quelques autres ateliers usent très-rarement de l'eau de ces fontaines; ils font usage, pour apaiser leur soif, d'une espèce de limonade qui n'offre pas les mêmes inconvéniens.

ATELIERS.	NOMBRE approximatif DES OUVRIERS. Hommes.	Femmes.	AGE.	
Tamisage.	18	»	»	Ces ouvriers sont pris parmi ceux de la mouillade, de l'époulardage, et quelquefois du hachage; ils tamisent les tabacs secs ou humides: les mêmes ouvriers mettent le tabac ainsi tamisé dans des tonneaux, et le pressent en marchant long-temps dessus. L'atelier du tamisage est celui qui abonde le plus en matières volatiles, surtout quand on y tamise du rapé de Paris sec ou du fin.
Filage; presse; fisselage.	13	»	4 enfans; et 9 adultes.	Peu d'ouvriers sont employés dans ces trois ateliers qui n'offrent d'ailleurs rien de remarquable.
Hachage pour le tabac à fumer.	7	»	»	Les hommes employés dans cet atelier doivent être forts et adroits. Le hachage du tabac à fumer exige un mouvement pénible et continuel d'élévation et d'abaissement des membres supérieurs; l'odeur du tabac n'est pas très-forte dans cette division; mais comme elle est voisine des fontaines, les ouvriers qui la composent vont encore trop souvent pour y boire ou s'y baigner. Trois de ces ouvriers sont dans l'établissement depuis 1811.

ATELIERS.	NOMBRE approximatif DES OUVRIERS.		AGE.	
	Hommes.	Femmes.		
Fours ou torréfaction.	11	» »	Ce sont, en général, des hommes de 20 à 35 ans.	Le tabac, sorti de l'atelier du hachage, est placé dans celui-ci sur des plaques en fonte d'un pouce d'épaisseur, et dont la température est assez élevée pour lui faire perdre 20 p. % d'humidité qu'il avait reçu à la mouillade. Il y a dans cet atelier une très-grande chaleur et une odeur de tabac des plus fortes, qui s'élèvent des plaques à torréfaction sur lesquelles le tabac est constamment remué. La torréfaction passe dans l'établissement pour la main-d'œuvre la plus nuisible à la santé; peu d'hommes résistent à ce genre de travail. Ceux qui y sont attachés sont maigres, et ont le teint livide.
Paquetage.	» »	12	» »	L'odeur du tabac est assez forte dans cet atelier : le travail n'y est pas très-pénible.

ATELIERS.	NOMBRE approximatif DES OUVRIERS.		AGE.
	Hommes.	Femmes.	
Cigarres.	» »	130	I de 64 ans ; les autres de 12 à 50 ans.

L'on fabrique les cigarres, en appliquant les feuilles de nicotiane presque sèches les unes sur les autres, l'ouvrière en forme une espèce de cilindre en les roulant d'abord entre ses doigts, ensuite sur une surface plane avec la face palmaire des mains; le degré d'humectation des feuilles employées dans cet atelier, n'est pas le même dans toutes les manufactures; à Lyon, par exemple, il est moindre qu'à Marseille.

Ce travail n'est guère plus fatigant que celui de l'écotage; il y a dans cet atelier 18 ouvrières qui y sont depuis 1811; c'est cependant la division où les mutations sont le plus fréquentes; presque toutes savent tisser la soie, et elles quittent la manufacture quand la fabrication des étoffes devient plus lucrative.

Indépendamment des réglemens administratifs auxquels sont assujettis les ouvriers attachés aux différens ateliers que je viens de parcourir, il en est un qui est relatif aux maladies qu'ils peuvent contracter, et dont je vais faire connaître les principaux articles.

Il existe une caisse dite de secours dont les fonds sont fournis par les amendes infligées en punition aux ouvriers, et la retenue de 2 et 1/2 pour 0/0 sur le salaire des contre-maîtres, sous contre-maîtres, concierge, garçon de bureau et ouvriers de l'établissement.

Un médecin est chargé de donner des conseils aux ouvriers malades, de reconnaître le genre de leur maladie, d'annoncer sa durée présumée, et de leur en délivrer un certificat.

L'ouvrier muni de cette pièce a droit à une indemnité journalière qui est fixée pour les hommes, à . . . . 1 f.
pour les femmes et les enfans . . . . » 60 c.

Il est aussi accordé des bandages pour les hernies contractées par suite de travail à la manufacture ainsi que pour les varices et autres maladies qui exigent cette espèce de moyen thérapeutique.

Le médecin de l'établissement est aussi chargé de vacciner les ouvriers de la manufacture ainsi que leurs enfans.

Les ouvriers malades n'ont droit à l'indemnité

journalière ou autres secours prévus par le réglement qu'autant qu'ils ont au moins soixante journées de travail effectif depuis leur admission dans l'établissement.

Le médecin ne peut accorder un certificat pour un plus long terme que celui de dix jours, sauf à l'expiration de ce délai, à accorder, s'il y a lieu, une ou plusieurs prolongations.

L'ouvrier n'a droit à des secours que pour une maladie qui le retiendrait chez lui plus de trois jours.

Les ouvriers malades qui entreront à l'hôpital seront tenus d'envoyer leur certificat au médecin, pour le viser, et de se présenter eux-mêmes chez lui, lors de leur sortie de l'hospice.

Les contre-maîtres sont tenus de visiter, au moins une fois par semaine, les ouvriers malades de leur division respective, pour s'assurer s'ils sont hors d'état de reprendre leur travail.

Toute femme légitimement mariée, recevra pour ses couches une indemnité de seize francs, elle ne pourra rentrer à la manufacture que quinze jours après son accouchement.

Au bout de deux mois consécutifs, l'indemnité journalière sera réduite de moitié; elle cessera entièrement après quatre mois. Le conseil se réserve alors d'accorder un secours une fois payé, s'il le juge convenable.

Tout ouvrier convaincu d'avoir supposé une

maladie pour obtenir quelques secours, sera exclu pour toujours de la manufacture.

L'ouvrier qui pendant son éloignement des ateliers contractera une maladie ou recevra des blessurres, n'aura pas droit à des secours.

Tout ouvrier estropié par suite d'accident en travaillant à la manufacture, et qui se trouverait dans l'impossibilité de continuer son travail, recevra, quelle que soit l'époque de son admission, 1° les quatre mois d'indemnité fixée par le réglement, 2° une nouvelle indemnité une fois payée, laquelle sera déterminée par le conseil d'administration.

Il pourra en être de même en ce qui concerne l'indemnité finale, pour tout ouvrier que ses infirmités rendraient incapable de travailler, pourvu qu'il justifie de cinq années au moins d'admission dans la manufacture, etc.

Il résulte de ce réglement bien observé, qu'aucune des maladies dont les ouvriers de cet établissement peuvent être atteints, n'échappent au médecin qui est chargé de les traiter.

L'ouvrier malade qui reçoit une indemnité assez forte, ne manque pas de demander un certificat dès qu'il éprouve quelque indisposition; et des affections même légères, peuvent servir à établir le caractère des maladies régnantes. L'on voit aussi que les mesures sont assez bien prises pour qu'il ne puisse pas en imposer sur la nature de sa maladie, sa durée, ainsi que sur les causes qui ont pu la déterminer, et c'est pour cette raison que j'ai cru devoir insister sur ces dispositions réglementaires.

Je vais maintenant donner le résultat des observations médicales que j'ai recueillies sur les maladies qui affectent le plus souvent cette classe d'artisans.

Considérées d'une manière générale, ces maladies sont essentiellement inflammatoires; les plus communes sont les phlegmasies des organes de la respiration, et particulièrement de la muqueuse bronchique; c'est surtout dans l'atelier des rapeurs qu'elles sont fréquentes, il en est un assez grand nombre qui sont affectés de catharre pulmonaire et de pneumonie chroniques ; je pourrais même citer des exemples pris parmi les ouvriers des deux sexes qui sont entrés à la manufacture dans un état de santé et de force qui paraissait ne rien laisser à désirer, et qui en quelques mois ont été atteints de phtisie pulmonaire (1).

(1) *Phtisie pulmonaire.* V.... DENYS, âgé de 37 ans, bien constitué, et ayant toujours joui d'une bonne santé, même pendant dix-huit années qu'il avait passées au service militaire, entra à la manufacture de tabacs, en 1825; il y avait environ six mois qu'il travaillait dans l'atelier du rapage, lorsqu'il fut pris de points de côté, de toux avec expectoration et de douleurs de tête; il se traita lui-même

La gastro-entérite est aussi une affection que l'on rencontre souvent parmi les ouvriers de cet établissement; elle existe à l'état de phlegmasie chronique chez un assez grand nombre d'entre eux et passe facilement à l'état aigu.

La dyssenterie est une des maladies régnantes que l'on observe à Lyon durant certaines sai-

d'une manière assez rationnelle, mais il ne voulut pas quitter son atelier; les symptômes se calmèrent, reparurent à plusieurs reprises, et furent toujours combattus de la même manière; une année s'écoula ainsi. En 1826 V. D. vit les mêmes accidens se manifester avec plus de gravité, les points furent plus douloureux, la toux surtout beaucoup plus forte, et suivie quelquefois de crachements de sang; les fonctions digestives s'altérèrent, la bouche devint mauvaise, l'appétit moindre, il y eut de la diarrhée pendant une huitaine de jours; V. D. se décida alors à entrer à l'hôpital, où il fut traité par le docteur Polinière. L'état de ce malade ne tarda pas à s'améliorer, et il croyait toucher à sa guérison, lorsqu'il fit une rechûte qui s'annonça par un crachement de sang considérable: de nouveaux moyens furent mis en usage, un large cautère fut établi au bras gauche, et V. D. sortit bientôt après de l'hospice, dans un état de santé qui paraissait satisfaisant. Deux mois environ après le crachement de sang, il eut une expectoration extraordinairement abondante, et qui dura trois à quatre jours; sentant ses forces revenues, il rentra dans les ateliers, mais la toux ne tarda pas à reparaître, et il fut bientôt obligé de s'en éloigner de nouveau: c'était en 1827, il se rendit dans le courant de cette année à la campagne, y prit le lait de chèvre, et y éprouva un nouveau redoublement de sa maladie qui parut se terminer par une expectoration

sons, elle paraît alors sévir avec assez d'intensité sur les ouvriers de la manufacture, et surtout sur les rapeurs.

Il est encore une affection qui appartient aux phlegmasies du système muqueux, et qui s'est fait remarquer par sa durée, c'est l'ophtalmie; cette maladie se rencontre surtout parmi les ouvrières de l'atelier des cigarres (1).

abondante de crachat glaireux et puriforme. V. D. rentra à la manufacture, mais depuis cette époque, il n'y a fait que de courts séjours, et il a toujours vu que sa maladie y faisait de nouveaux progrès; la toux avec expectoration, les points de côté, les sueurs nocturnes, restèrent les symptômes dominans, et prirent plus d'intensité suivant qu'il se livrait à la fabrication du tabac, ou qu'il recevait l'influence de certaines constitutions atmosphériques. Pendant le premier semestre de 1828, la maladie de cet ouvrier n'a cessé de faire des progrès, indépendamment des symptômes mentionnés ci-dessus, les forces diminuent, la maigreur augmente, et de petits frissons avec chaleur brûlante à la peau, annoncent la fièvre hétique qui se manifeste d'une manière sensible tous les soirs. La pectoriloquie est évidente au niveau des lobes supérieurs des deux poumons.

(1) *Ophtalmie.* Joseph Bonnard, âgé de 46 ans, entra à la manufacture en qualité de rapeur en 1816; il était d'une bonne constitution, assez fort, et n'avait jamais eu de maladie grave. En 1820 il fut atteint d'ophtalmie; aucune cause autre que le genre de travail auquel il se livrait journellement, ne parut avoir déterminé cette phlegmasie; les symptômes ne furent pas très-aigus, le traitement assez peu soi-

Des employés de toutes les divisions se sont souvent plaint de douleurs de tête assez vives, assez permanentes, et accompagnées de symptômes de gastrite à peine sensibles.

J'ai observé quelques fluxions particulièrement chez les cigareuses, elles occupent le plus souvent la face.

Après les phlegmasies des voies digestive et respiratoire, le rhumatisme est la maladie que j'ai remarquée le plus souvent; ce sont presque exclusivement les rapeurs qui en sont

gné, et la maladie finit par passer à l'état chronique. Cet ouvrier, malgré cette espèce d'infirmité, resta attaché à la manufacture où il fut employé tantôt au rapage, tantôt aux masses; quand sa maladie s'exaspérait, il employait quelques palliatifs, et quittait assez rarement son travail. Douze années s'écoulèrent ainsi; en 1828, cette ophtalmie prit un degré d'acuité qu'elle n'avait jamais eu, et J. B. se décida alors à me consulter et à suivre mes conseils. Je combattis les symptômes inflammatoires avec assez de succès, mais je ne tardai pas à reconnaître un commencement de goutte sereine; après que j'eus ramené la phlegmasie à son état primitif, c'est-à-dire à l'état chronique, je conseillai à cet ouvrier de changer de profession; l'espérance que je lui donnai de guérir radicalement par ce sacrifice la fluxion qui était habituellement fixée sur ses yeux, le détermina à prendre de suite ce parti; en conséquence il quitta l'établissement le 3 juillet; en moins de deux mois, et pour ainsi dire sans l'emploi d'autres moyens que l'éloignement des ateliers de la manufacture, cette ophtalmie chronique s'est complètement dissipée.

atteints; il se présente sous la forme de rhumatisme général aigu avec fièvre, ou de lombago, presque sans complication fébrile.

Quelques rapeurs sont atteints d'ulcères habituels aux jambes avec engorgement et varices; leur position droite et les mouvemens auxquels ils se livrent, les exposent aussi aux hernies.

L'action stimulante du tabac agit assez souvent et d'une manière très-remarquable, sur la peau et sur le tissu cellulaire sous-cutané; j'ai vu assez souvent ces systèmes devenir le siége d'inflammations graves et même gangreneuses, telles que l'anthrax, le furoncle et le panaris; j'ai vu l'anthrax affecter spécialement les parois abdominales et le dos, se terminer par une escharre de la peau et du tissu cellulaire fort large, et faire attendre sa cicatrisation par conséquent fort long-temps (1), les furoncles se dévelop-

(1) *Antrhax*. Fortier Louis, âgé de 45 ans, d'une constitution forte et robuste, pourvu d'assez d'embonpoint, et se livrant habituellement à des écarts de régime, fut employé à la manufacture en qualité de rapeur, pendant cinq ou six ans.

En 1822, il fut atteint d'un engorgement inflammatoire considérable du tissu-cellulaire des parties latérales du col; cette fluxion se termina par suppuration, l'abcès fut ouvert en temps opportun, et la maladie se termina heureusement.

En avril 1823, le même ouvrier obtint un certificat de maladie pour une tumeur inflammatoire, qui s'était déve-

per particulièrement sur le tronc, quelquefois sur les membres, et être toujours nombreux et longs à guérir (1).

loppée dans les parois abdominales, un peu au-dessus de l'anneau inquinal droit. Je reconnus un anthrax volumineux dans cette tumeur qui était déjà très-avancée dans son développement, lorsqu'elle fut soumise à mon examen; quand l'escharre qui comprenait avec le tissu cellulaire une partie de la peau correspondante fut détachée des parties voisines, elle avait la largeur d'une pièce de six livres. Cet ouvrier resta pour cette maladie, absent des ateliers pendant deux mois environ; les symptômes généraux furent peu graves.

Le six septembre 1824, F. L. se présenta de nouveau chez moi, il était atteint d'un second anthrax situé sur le dos, et presque aussi considérable que celui qu'il avait eu l'année précédente; la marche et la terminaison de cette dernière tumeur inflammatoire, furent, comme les précédentes, accompagnées de symptômes généraux qui parurent peu en rapport avec l'intensité des symptômes locaux de la maladie.

Ces diverses tumeurs avaient toujours paru se développer spontanément pendant que cet ouvrier s'occupait de la fabrication du tabac, et avant son entrée à la manufacture, il n'avait jamais éprouvé de maladie de cette espèce.

(1) *Furoncles*. Étienne Falconnet, âgé de 27 ans, suisse d'origine et demeurant à Lyon, rue Fleurieu, n° 8, fut employé au rapage depuis le mois d'août 1826, jusqu'au 12 mars 1827; il n'éprouva pendant ce laps de temps d'autre maladie qu'une éruption de furoncles qui eut lieu en novembre 1826 : tout le tronc, et particulièrement la poitrine, furent recouverts par ces tumeurs inflammatoires; sept

Le panaris m'a paru plus fréquent dans l'atelier des cigarres, soit à cause du mode de fabrication de ces dernières, soit parce que chez les femmes la partie des tégumens, qui est le siége ordinaire du panaris, est douée d'une sensibilité plus vive.

J'ai aussi observé, rarement il est vrai, sur les pieds et les jambes de quelques ouvriers, une éruption cutanée qui consistait en une multitude de taches d'un rouge assez vif, et qui ne disparaissaient pas sous la pression; ces taches étaient larges comme des lentilles environ, et assez douloureuses, plusieurs d'entre elles se terminaient par de petits ulcères. Cette maladie après avoir résisté pendant deux à trois mois aux divers moyens que j'ai employés pour la combattre, a paru se terminer spontanément (1).

d'entre elles étaient d'une grosseur considérable, les autres dont le nombre était infini, n'avaient guère que le volume d'un gros pois; la rougeur érésipélateuse qui accompagnait les unes et les autres, occupait tout le tissu dermoïde de la poitrine et des épaules, de sorte que les furoncles paraissaient disseminés sur un fond rouge uniforme et continu. Des symptômes d'irritation générale accompagnèrent la marche de cette éruption, un mouvement fébril assez aigu, força même cet ouvrier de s'aliter pendant quelques jours, et le tout fut combattu avec succès par la méthode antiphlogistique.

(1) *Exanthème ressemblant à celui du morbus maculosus hemorrhagicus Werlofii.* Jean Bonet, âgé de 39 ans, revenu

Enfin le défaut d'embonpoint et de fraîcheur que l'on remarque sur un grand nombre de ces

de la campagne de Russie avec les pieds gelés, entra à la manufacture en qualité de rapeur, en 1821; il n'éprouva dans les premiers temps de l'exercice de cette nouvelle profession aucune incommodité dont il ait conservé le souvenir, et il n'eût aucune maladie grave jusqu'en décembre 1826; à cette époque la partie inférieure des jambes et les pieds devinrent le siége d'un œdème. Peu habitué à s'écouter, J. B. continua de travailler. Vers la fin de janvier, quelques petites taches rouges se montrèrent sur les mollets; une légère douleur, qui se faisait sentir surtout vers les articulations des membres inférieurs, se manifesta d'abord d'une manière assez obscure, et devint ensuite plus forte. Quoique cette maladie fît des progrès sensibles, cet ouvrier restait toujours dans les ateliers, et ne se plaignait point. Les symptômes prirent plus d'intensité, les taches se multiplièrent, elles occupèrent bientôt toute la superficie des membres pelviens, et une partie des parois abdominales; ce fut alors que J. B. réclama un certificat de maladie. J'examinai cette affection que j'avais déjà rencontrée sur un autre ouvrier, mais point aussi développée; ces taches étaient semblables à celles du *morbus maculosus hemorrhagicus Werlhofii*, leur rougeur était foncée, lie de vin, et ne disparaissait pas sous la pression, leur largeur très-variable depuis un simple point rouge jusqu'à deux ou trois lignes de diamètre; un assez grand nombre d'entr'elles se touchaient; la partie inférieure des membres pelviens, offrait un léger œdème, et les articulations étaient un peu douloureuses; il n'y avait point de fièvre, les autres fonctions n'avaient point éprouvé d'altération notable. Tel était l'état de J. B. lorsqu'il se présenta à ma visite, sa maladie a résisté long-temps aux divers moyens que j'ai

ouvriers, atteste aussi l'influence défavorable de la fabrication du tabac sur la nutrition.

Si la poudre fine qui s'exhale des feuilles de nicotiane pendant qu'on les déploie, qu'on les roule en forme de corde, ou qu'on les rape, détermine par sa propriété irritante des désordres assez notables dans l'exercice des fonctions, il est vrai de dire aussi que cette même exhalaison paraît préserver l'ouvrier qui en est chargé, de certaines affections morbides; voici ce que j'ai observé à cet égard.

La plupart des ouvriers employés à la fabrication du tabac à Lyon, ont leur domicile dans le quartier neuf de Perrache ou dans la presqu'île; j'ai cru remarquer qu'ils sont peu sujets aux fièvres intermittentes, que l'on rencontre

alternativement employé pour la combattre : boissons délayantes et nitrées, tisanes acidulées, médication tonique essayées, sans succès, etc., et moyens hygiéniques appropriés à ces différentes méthodes ; ce n'est qu'après six mois de durée, sans que cet ouvrier ait cependant jamais été alité, que les taches qui couvraient ses membres inférieurs et une partie du tronc, ont commencé à disparaître ; la plus grande partie de ces maculés s'est terminée par résolution, un assez grand nombre de celles surtout qui occupaient les pieds a passé à l'état de suppuration, et il en est résulté de petits ulcères dont la cicatrisation a été difficile à obtenir, les autres phénomènes de la maladie se sont également dissipés, et J. B. est rentré à la manufacture parfaitement bien portant.

plus souvent chez les autres habitans de Perrache.

Les maladies scrophuleuses assez communes à Lyon, particulièrement dans la classe nombreuse des ouvriers en soie, se rencontrent rarement parmi les ouvriers de la fabrique de tabacs.

J'ai trouvé assez fréquemment des ouvriers de cet établissement, affectés de la gale, pour douter de l'opinion des auteurs qui pensent que le tabac soit un préservatif et même un moyen curatif de cette maladie de la peau.

Enfin je terminerai par cette dernière remarque. Depuis que j'ai observé les diverses infirmités auxquelles sont sujets les ouvriers de la manufacture de Lyon, je ne me rappelle pas en avoir rencontré qui fussent atteints de tremblement musculaire, maladie qui serait commune à cette classe d'artisans, si l'on en croyait les auteurs qui ont écrit sur ce sujet.

Avant de rechercher les moyens de remédier à l'action nuisible des émanations du tabac sur l'organisme, il est nécessaire de faire connaître mon opinion sur la manière d'agir de ces mêmes émanations dans la production des maladies.

Cette poudre fine qui se répand et pénètre dans toutes les divisions d'une manufacture, qui fait sentir son odeur forte jusque dans les cours les plus vastes de ces établissemens, est incontestablement pourvue de propriétés irritantes, c'est par ces propriétés qu'elle agit constamment sur notre économie, soit qu'on observe son mode d'action dans l'étiologie des maladies, dans les usages domestiques ou dans le traitement des diverses affections contre lesquelles elle a été employée comme remède; mais le tabac agit-il directement sur chacun des organes dont il dérange les fonctions, ou bien, portant seulement son action sur certains d'entre eux y détermine-t-il une irritation spéciale et vive qui se réfléchit ensuite sur d'autres organes? Voici à cet égard ce que je pense. Nul doute que les phlegmasies des diverses divisions de la muqueuse respiratoire, ne soient dues à l'action directe du tabac qui est constamment porté sur elle par l'acte de l'inspiration; nul doute encore que la phlegmasie des tissus qui sont en contact médiat ou immédiat avec la muqueuse pulmonaire, ne soit le plus souvent qu'une extension de la phlegmasie de cette première membrane muqueuse, de là les bronchites, les pneumonies, les pleurésies, les phtisies, etc.; mais en est-il de même de l'inflammation de la muqueuse digestive? Je crois que cette dernière doit aussi quelquefois n'être considérée que comme la suite de la phlegmasie de la muqueuse des organes de la respiration. La continuité de la membrane muqueuse gastro-pulmonaire explique ce fait, mais je pense aussi que la propriété stimulante du tabac agit fréquemment d'une manière générale, et que par ce mode d'action, elle peut encore déterminer des gastro-entérites, aigues avec fièvre; il est vrai de dire aussi que les gastrites, les gastro-entérites, les colites, etc., sont chez ces ouvriers, plus souvent que les autres affections auxquelles ils sont sujets, dues à des causes étrangères à la fabrication du tabac, et ces causes sont surtout les écarts de régime; au reste les unes et les autres de ces causes agissent souvent simultanément pour produire ces maladies.

Les ophtalmies sont dues à l'action directe des émanations du tabac, et la continuité d'action de cette poudre irritante sur ces organes sensibles, amène consécutivement des fluxions et des céphalalgies, plus ou moins intenses.

Les affections rhumatismales reconnaissent quelquefois pour cause, prédisposante au moins, l'influence générale des émanations du tabac sur l'économie, mais de même que les gastro-entérites, les maladies rhumatismales, dans ces établissemens, sont plus souvent le résultat de causes étrangères à l'action de ces mêmes émanations.

Passons maintenant à l'action stimulante du

tabac sur la peau et le tissu cellulaire sous-cutané. Si je n'avais observé dans cette classe de maladies, que le panaris, et que je ne l'eusse rencontré que dans l'atelier des cigarres, je n'hésiterais pas à l'attribuer à une action directe des feuilles de nicotiane sur les extrémités des doigts, le mode de fabrication des cigarres, m'expliquerait suffisamment ce fait, et je ne verrais dans le panaris, qu'une maladie idiopathique; mais, considérant les formes variées que prennent les phlegmasies des tissus cellulaire et dermoïde chez ces ouvriers, tels que furoncles, panaris, anthrax, macules, etc., réfléchissant qu'elles affectent toutes les parties du corps, même celles qui paraissent les mieux abritées par les vêtemens, enfin que dans les autres circonstances de la vie, ces phlegmasies de la peau et des tissus sous-jacens, reconnaissent assez ordinairement des causes internes, je conclus qu'elles sont chez les artisans attachés à nos manufactures, le résultat d'une cause qui a agi d'une manière générale, ou d'une réflexion sympathique de l'irritation des muqueuses sur le système cutané, et de là, sur le tissu cellulaire sous-jacent; la peau doit répondre d'autant plus facilement à cet appel fait aux symphaties qui la lient au système muqueux, qu'elle se trouve elle-même prédisposée aux phlegmasies, par ce premier degré d'exhaltation des propriétés vitales qu'y entretient son contact habituel avec le tabac. En résumé, les émanations stimulantes qui nous occupent, agissent de diverses manières pour troubler l'harmonie de nos fonctions : 1° d'une manière générale, elles peuvent alors porter le trouble dans toute l'économie; elles allument toujours, et immédiatement dans ce cas, une fièvre plus ou moins aigüe; cet état d'excitation générale, finit par se fixer plus spécialement sur certains systèmes, et constitue alors les fièvres catarrhales, les gastro-entérites aigües, les rhumatismes, etc.; 2° *sympathiquement*, c'est-à-dire, qu'après avoir agi directement sur quelques-uns de nos tissus, elles y déterminent une irritation qui se réfléchit plus ou moins rapidement sur les systèmes avec lesquels ces premiers tissus entretiennent des rapports sympathiques; l'inflammation après s'être établie ainsi, dans ces nouveaux organes, y parcourt ses périodes, y acquiert plus ou moins d'intensité, et ne tarde pas à faire naître un mouvement fébrile; ainsi agissent quelquefois, les furoncles, les anthrax, les céphalalgies etc.; 3° d'autres fois le tabac borne son action à l'endroit même avec lequel il a été mis en contact, il produit alors de véritables maladies idiopathiques, tel est le catarrhe pulmonaire, l'ophtalmie et quelquefois le panaris, etc.; 4° enfin, dans beaucoup de circonstances, ses émanations agissent de ces différentes manières à la fois, pour produire et donner un haut degré d'intensité aux diverses affections que nous avons mentionnées dans la première partie de ce mémoire.

La nature stimulante des émanations du tabac bien constatée, ses diverses manières d'agir sur nos organes pour en altérer l'harmonie bien établies, lorsqu'enfin il est bien reconnu que son action irritante est due à cette poussière impalpable, qui se dégage sans cesse pendant les diverses préparations que l'on fait subir aux feuilles de nicotiane, il devient facile, si non de mettre complètement à l'abri de son influence l'ouvrier employé à ce genre de travail, au moins de procéder d'une manière rationnelle et efficace pour diminuer considérablement cette action irritante, et réduire de beaucoup les résultats fâcheux qu'elle peut avoir sur l'économie.

Les principaux moyens proposés par les auteurs pour mettre l'ouvrier employé dans les manufactures à l'abri des propriétés délétères des feuilles de nicotiane, consistent dans l'usage de voiles de gaze placés devant la bouche et les narines, la respiration fréquente d'un air frais, le lavage de la figure avec de l'eau froide; de la bouche, avec du vinaigre; l'usage à l'intérieur, de l'oxicrat et des boissons émollientes, douces, émulsives, et des vomitifs propres à faire rendre la poussière avalée; mais de tous ces moyens, les uns sont d'un emploi difficile chez des ouvriers, les autres sont insuffisans, et le vomitif ne pourrait, dans la plupart des cas, qu'ajouter à la série des accidens qui se seraient déjà développés.

Je pense que pour remédier à l'action nuisible que peuvent déterminer dans l'économie les émanations qui se dégagent dans ces ateliers il faut: 1° mettre en usage un mode de fabrication qui s'accompagne d'un dégagement de poussière de tabac très-peu considérable; 2° favoriser par des moyens physiques la sortie de l'établissement de la quantité de cette poussière, qui sera restée suspendue dans l'air; 3° enfin, éloigner de ce genre de travail, tout individu qui serait par son idiosyncrasie, prédisposé aux diverses maladies qui assiégent de préférence les ouvriers de ces manufactures.

L'on atteindra le premier but en faisant travailler le tabac à l'état humide; plus il sera sec plus il se dégagera de cette poudre fine: je sais que des raisons d'intérêt, déterminent quelquefois à faire travailler le tabac à l'état sec, mais la santé et la vie des hommes demandent qu'on fasse le sacrifice de ce léger avantage. Durant le mois d'août 1827, on livra aux ouvriers de la manufacture de Lyon du tabac beaucoup moins humide que de coutume, plusieurs d'entre eux tombèrent malades, et déclarèrent qu'ils devaient leur indisposition à cette circonstance. Quant à la quantité de cette matière pulvérulente qui se répandra autour des ouvriers, quelle que soit la perfection des procédés qu'ils emploieront, on en débarassera leur atmosphère par les moyens suivans :

Il faut d'abord que les ateliers soient grands relativement au nombre d'ouvriers qu'ils doivent contenir, qu'ils soient ouverts du nord au midi, afin que par de simples courants d'air, ils puissent être balayés de cette poussière qui s'établit partout, et qui y séjournerait indéfiniment si l'on n'avait pas le soin d'en favoriser la sortie. Cette ventilation sera faite en l'absence des ouvriers, et renouvelée deux fois par jour; les fenêtres des ateliers doivent être vastes, et pouvoir s'ouvrir par diverses croisées, elles doivent surtout s'étendre en hauteur depuis le plafond jusqu'au sol.

Enfin, l'on favorisera la sortie permanente de la poussière de tabac des ateliers où elle est abondante, en y construisant des fourneaux dits *d'appel*, analogues à ceux que M. Darcet fils imagina pour ses laboratoires à la monnoie de Paris.

L'expérience m'a appris que les ouvriers qui avant d'entrer à la manufacture avaient une santé délicate, une constitution maladive ou quelque organe déjà affecté au moins d'un degré d'excitation vitale trop grande, étaient souvent malades lorsqu'ils se livraient à la fabrication du tabac, quelques-uns ont été obligés de quitter les ateliers après quelques jours d'essai, quelques autres, retenus par l'appat du salaire, ont persisté, et sont souvent dans le cas de réclamer mes conseils; d'autres enfin, ont vu ce qu'ils appelaient de simples indispositions, dégénérer en maladies graves.

Il importera donc de ne pas recevoir parmi les ouvriers des manufactures de tabacs, des individus dont la santé soit déjà altérée, la constitution délicate, et le tempérament trop irritable; je pense aussi qu'il serait convenable d'en éloigner les enfans, l'atmosphère au milieu de laquelle ils respirent dans ces ateliers, me paraît peu propre à favoriser le libre développement de leurs organes, et à en faire des êtres forts et robustes.

Telles sont les remarques que j'ai faites sur les maladies qui affectent le plus souvent les ouvriers de la manufacture de Lyon. Voulant ensuite faire la part exacte de celles de ces affections qui paraissent être le résultat de l'influence du tabac, d'avec celles qui peuvent dépendre de circonstances qui lui sont étrangères, j'ai écrit à MM. les médecins des diverses manufactures de France, je les ai priés de me communiquer leurs observations et de me faire connaître leur opinion sur l'action de la poudre de nicotiane sur la santé des ouvriers de leurs établissemens respectifs.

Le service de santé n'est point organisé dans ces manufactures comme dans celle de Lyon ; plusieurs d'entre elles renferment un bien moins grand nombre d'ouvriers ; les maladies régnantes ne peuvent par conséquent point y être signalées avec autant de facilité, aussi n'espérais-je pas obtenir par cette voie, des résultats absolument semblables aux miens. Six de ces médecins m'ont répondu, je vais donner un extrait succinct de leurs lettres.

Les médecins des manufactures de Toulouse et de Bordeaux, m'ont écrit que leurs observations étaient assez semblables aux miennes, et les détails qu'ils me donnent sur les maladies qu'ils ont observées le prouve parfaitement; celui de Toulouse a ajouté qu'il avait à traiter surtout, beaucoup de phlegmasies du tissu cellulaire sous-cutané; et celui de Bordeaux, a fait une remarque exceptionnelle au sujet des fièvres intermittentes qui sont assez communes dans cette manufacture, mais qui cèdent assez facilement à l'usage du sulfate de kinine.

Aucun médecin n'est attaché à la manufacture de Marseille; M. le régisseur de cet établissement, a répondu lui-même, et voici le résumé des renseignemens qu'il m'a envoyés.

Quelques individus n'ont jamais pu s'habituer aux travaux de la manufacture de Marseille.

Il n'y a que des ouvriers choisis qui puissent résister dans les ateliers des masses, des cases, et du tamisage.

La fabrication du tabac altère la fraîcheur des ouvriers, et diminue leur embonpoint.

Les femmes et les enfans sont plus susceptibles que les hommes faits, de souffrir de l'influence du tabac.

Les panaris et les furoncles, sont fréquens dans les ateliers de la manufacture de Marseille.

Les médecins des manufactures de Morlaix et de Strasbourg, prétendent qu'ils n'ont pas observé de maladies qui fussent particulières aux ouvriers de ces établissemens; le premier ajoute cependant, que ces ouvriers sont bien affectés d'ophtalmies, de fluxions, de panaris, de furoncles etc., mais que ces affections sont des *bagatelles*, pour lesquelles le médecin n'est pas consulté; quant aux affections plus graves, comme fièvres bilieuses, catharrales et phtisies pulmonaires qui y sont assez communes, elles sont dues, suivant ce médecin, à la constitution atmosphérique du pays, qui est le plus souvent froide et humide; on lit en outre dans la lettre du second, que les ouvriers de la manufacture de Strasbourg, ont en général le teint blême, et peu d'embonpoint, que l'administration est quelquefois obligée de changer d'atelier, ceux d'entre eux qui sont sujets aux affections catarrhales; et enfin que c'est chez les ouvriers de la mouillade et des fours, que se manifestent le plus ordinairement les douleurs rhumatismales.

Le médecin de la manufacture du Havre, reconnaît la même innocuité aux diverses manipulations que nécessite la fabrication du tabac; il ajoute qu'il n'a jamais, ainsi que nous, observé de tremblement musculaire, et qu'il a remarqué dans l'hospice civil et militaire du Havre, dont il est médecin en chef, que les fièvres intermittentes, étaient plus rares parmi les ouvriers de la manufacture de tabac, que parmi les autres habitans, et même que chez les militaires pour lesquels aucun moyen sanitaire préservatif n'est négligé.

Enfin le médecin de la manufacture de Paris a remarqué que les ophtalmies étaient fréquentes chez les enfans, dans l'atelier de l'écotage, et chez les ouvriers employés aux fours; il a observé aussi quelques-unes des autres maladies que nous avons mentionnées, mais il ne les attribue pas à l'influence du tabac.

FIN.

www.ingramcontent.com/pod-product-compliance
Ingram Content Group UK Ltd.
Pitfield, Milton Keynes, MK11 3LW, UK
UKHW020409220726
13923UKWH00004B/1833